DE L'ALTÉRATION DU VIRUS VACCIN, ET DE L'OPPORTUNITÉ DES REVACCINATIONS;

Par M. GAULTIER DE CLAUBRY.

La question importante qui a été agitée dans la séance du 30 août, mérite de fixer l'attention de tous les médecins qui se sont occupés de la vaccine d'une manière spéciale. C'est à ce titre que je viens soumettre à l'Académie quelques considérations pour lesquelles je sollicite un moment d'attention. Je viens verser quelques gouttes d'eau dans l'Océan. On a parlé de 40,000 faits; je n'ai que 596 vaccinations à produire à l'appui de ce faible travail.

La question soulevée par le ministère, relativement à l'utilité des revaccinations, se rapporte à l'opinion, aujourd'hui fort répandue, d'une altération que le temps aurait fait subir au virus vaccin; mais cette altération, si elle est réelle, ne peut avoir eu lieu que dans l'une des deux conditions que voici : l'époque reculée de la vaccination, ou le grand nombre de transmissions successives que le virus a subies.

Or, pour ne parler que de ce qui s'est passé à Paris, c'est le 2 juin 1800 que la vaccination a été pratiquée dans cette capitale; c'est-à-dire, il y a 38 ans et 3 mois. Les sujets dont la vaccination remonte aux premières années de la vaccine, ont donc été inoculés il y a 38, 36, 30 ans. D'un autre côté, depuis le 2 juin 1800 jusqu'au 29 mars 1836, époque de l'introduction du nouveau vaccin, recueilli, quelques jours auparavant, sur une femme par M. Bousquet, il y a eu 13,088 jours, ou 1869 semaines; c'est-à-dire qu'à la fin du mois de mars 1836, la vaccine était arrivée à sa 1869e reproduction, par voie de transmissions successives.

Eh bien ! le virus vaccin ayant modifié l'économie il y a 38, 36, 30 ans, la modification qu'il y a produite, va-t-elle en s'affaiblissant de plus en plus, à mesure que nous nous éloignons de l'époque de l'inoculation qui a été faite de ce virus ? ou bien, successivement introduit chez 1,869 individus, de tout âge, de toute constitution, a-t-il graduellement perdu de ses propriétés préservatrices, et la modification qu'il a fait naître au sein de l'organisme dans ces dernières années, a-t-elle été moins profonde qu'elle l'eût été 25, 30, 36 ans auparavant?

Cette distinction importante à faire dans la question de l'altération possible du virus vaccin, ne me semble pas avoir été posée nettement par les partisans de l'altération, non plus que par ceux qui la mettent en doute, ou qui même la rejettent complètement. Il m'a paru que quelque confusion en est résultée dans les arguments contradictoires des deux partis.

Pour résoudre la question telle que je viens de la poser, il faudrait rechercher chez lesquels, des sujets anciennement ou récemment vaccinés : 1° la variole survient plus fréquemment, sous cette forme évidemment modifiée, qu'on appelle aujourd'hui varioloïde; 2° la revaccination réussit mieux. Je demande à l'Académie la permission de lui soumettre les données précises que j'ai recueillies à cet égard; les faits ont été exactement observés.

1° Quant à la question de savoir si la modification produite par le virus vaccin dans l'économie, et qui préserve cette dernière de l'infection variolique, tend d'autant plus à s'affaiblir que plus de temps s'est écoulé depuis l'époque de la vaccination, et si les anciens vaccinés sont aujourd'hui plus exposés que les nouveaux à contracter la varioloïde, voici ce que l'observation m'a fait connaître.

J'ai observé la varioloïde, depuis le degré où elle est discrète jusqu'à celui où elle se rapproche le plus d'une variole grave, chez 28 sujets des deux sexes, vaccinés, tous dans leur petite enfance, 22 ans, 20 ans, 18 ans, 16 ans auparavant; et la pratique de tous les médecins leur présente un grand nombre de cas semblables. Il semblerait que nous devrions en conclure que la propriété préservatrice dont jouit le vaccin irait toujours en s'affaiblissant, à mesure qu'on s'éloignerait de l'époque de la vaccination.

Mais, par opposition, un nombre plus considérable encore de sujets en bas âge, et dès lors récemment vaccinés, a également éprouvé la varioloïde. Ma fille aînée l'a eue discrète encore, 2 ans et 10 mois seulement après qu'elle avait été vaccinée; et un autre de mes enfants en a été atteint, à la même époque que sa sœur, au degré le plus confluent, lorsque 8 mois 1|2 seulement s'étaient écoulés depuis l'époque de la vaccination. Bien plus, je trouve sur mes registres qu'en 1828 un enfant ayant eu 5 belles pustules vaccinales, a été pris, au bout de 8 jours, d'une abondante varioloïde.

Dès lors, n'est-il pas plus logique de conclure de ces faits contradictoires que l'action préservatrice de la vaccine ne paraît pas aller en s'affaiblissant graduellement, d'après le temps qui s'est écoulé depuis l'époque à laquelle la vaccination a été pratiquée?

2° Mais le virus vaccin, dont l'effet dans l'économie ne semble pas éprouver l'influence affaiblissante du temps, a-t-il subi une dégénération par suite des 1869 transmissions successives qui ont eu lieu depuis le 2 juin 1800 jusqu'au 29 mars 1836?

On ne peut en acquérir la preuve que par l'un des moyens que voici : 1° la comparaison de la maladie, telle qu'elle était en 1800 et pendant les premières années de ce siècle, avec ce que nous l'avons vue être depuis dix ans et jusqu'en 1835; 2° la plus grande fréquence de la varioloïde chez les sujets vaccinés depuis dix ans que chez ceux qui l'avaient été 20, 28, 30 ans plus tôt; 3° la réussite plus fréquente des essais de revaccination chez les nouveaux vaccinés que chez les anciens. Examinons ces divers points.

1° La vaccine, telle qu'elle s'est montrée dans ces derniers temps ne peut être comparée avec la vaccine du commencement du siècle, qu'à l'aide des descriptions que les pathologistes et dermatographes en ont données à diverses époques depuis 36 ans; ou bien au moyen des dessins publiés il y a 30 ans par exemple; ou enfin avec le secours des souvenirs que les médecins vaccinateurs peuvent avoir conservés de la vaccine primitive pour la mettre en parallèle avec la vaccine des dix dernières années.

a. La description donnée par M. Husson, dans le tome 56 du *Dictionnaire des sciences médicales*, année 1821, est en tout semblable à celle que le même observateur avait donnée en 1803 dans ses *Recherches historiques et médicales sur la vaccine*, et cependant elle n'en est pas une simple réimpression; l'honorable auteur a bien soin de dire, dans son article de 1821, que la description qu'il présente est tracée d'après les faits innombrables qu'il a recueillis jusqu'à l'époque même de la publication du 56e volume du dictionnaire. Ainsi, en dix-huit ans, et par l'effet de plus de 900 transmissions successives, les conditions phénoménales de la vaccine n'avaient encore éprouvé aucune modification appréciable à la vue.

En 1826, M. Rayer publie dans un *Traité spécial des maladies de la peau,* une description de la vaccine, et cet observateur, si bien placé pour bien voir et apprécier les phénomènes de la maladie, emprunte à M. Husson la description dont je viens de faire mention. Est-ce à dire que M. Rayer n'a pas pris la peine d'observer et de décrire lui-même la vaccine, et qu'en copiant après cinq ans une description déjà ancienne, il se soit exposé à ne pas présenter l'état actuel de la vaccine? Ou n'est-ce pas plutôt que M. Rayer a constaté que la vaccine en 1826 était encore intégralement ce qu'elle avait été en 1821, et ce qu'elle avait également été en 1803, et qu'en trouvant dans le double écrit de son honorable confrère une description exacte et bien faite, il n'a pas cherché à faire autrement ce qui avait été bien fait une première fois?

M. Guersant se charge en 1828 de l'article *vaccine* pour le *Dictionnaire de médecine* en 21 volumes, et voilà encore que la description qu'il donne des phénomènes et de la marche normale de cette phlegmasie pustuleuse est absolument semblable aux précédentes. Comparée jour par jour avec les articles descriptifs de MM. Husson et Rayer, elle répète presque dans les mêmes termes ce qui avait été dit en 1821 et an 1826, de sorte qu'il n'est pas possible de découvrir la moindre différence phénoménale entre ces diverses descriptions.

D'un autre côté, deux jeunes médecins publient dans la même année 1828 un *Abrégé pratique des maladies de la peau,* d'après les documents puisés dans les savantes leçons cliniques de M. Biett, et la description qu'ils donnent de la vaccine, très minutieuse et d'une extrême précision dans le choix des termes, comme dans l'exposé des phénomènes, offre une identité parfaite avec les trois autres.

Ainsi, les descriptions les mieux faites de la vaccine par des observateurs dignes de toute confiance, ne présentent aucune différence entre elles en 1803, 1821, 1826, 1828. Toujours la vaccine est présentée comme identique avec elle-même. N'est-on pas autorisé à conclure de ce parfait accord que tout doit faire penser qu'en effet, de 1803 à 1828, aucune différence appréciable ne s'est manifestée dans la succession des phénomènes caractéristiques de la vaccine normale?

b. Voyons maintenant ce que va nous apprendre l'inspection des dessins faits à des époques déjà reculées. Eh bien! en 1803, M. Husson a fait paraître avec ses *Recherches* sur la vaccine un dessin colorié, qui expose la maladie dans toutes ses phases, et voilà que jusqu'en 1835 il a été impossible, dans la généralité des cas, de trouver quelque différence appréciable entre les figures dessinées en 1803 et l'état sous lequel apparaissait journellement l'éruption vaccinale. C'est une expérience que j'ai renouvellée maintes fois, et toujours avec un même résultat.

En 1829, M. Barry, médecin de Besançon, a fait dessiner avec soin les pustules vaccinales résultant du virus arrivé à sa 1332[e] reproduction, et ce dessin s'est trouvé en tout semblable à celui que le même praticien avait fait exécuter, lors de l'introduction de la vaccine en France.

Je possède moi-même, et j'ai souvent mis, de 1818 à 1835, comme objet de comparaison, sous les yeux d'un grand nombre de mes confrères qui venaient habituellement chercher du vaccin chez moi, et dont quelques-uns étaient membres de l'Académie, je possède, dis-je, un dessin colorié, exécuté en 1810, sous la direction d'un ancien membre et des plus zélés, des diverses commissions municipales de vaccination, le respectable Ané; et toujours il a suffi du plus simple examen, pour reconnaître qu'en vingt-cinq ans la pustule vaccinale n'avait pas éprouvé de modifications sensibles, et qu'elle était exactement en 1835 ce qu'elle avait été en 1811.

Ainsi, sous ce point de vue encore, la vaccine ne paraît avoir éprouvé aucun changement dans ses conditions phénoménales, dans ce long laps de temps.

c. Il reste les souvenirs des vaccinateurs, en d'autres termes, l'observation journalière qui constitue l'expérience pratique. Sans doute, les souvenirs sont fugaces; il peut y avoir erreur de mémoire; mais pourquoi l'erreur serait-elle exclusivement le partage de ceux qui, comme moi, sans cesse occupés de la vaccination, croyaient trouver encore en 1835 la vaccine telle qu'ils l'avaient vue vingt-cinq ans auparavant? Quant à moi, je crois être assez sûr de l'exactitude des impressions que j'ai reçues à cet égard pour affirmer ici de la manière la plus formelle, qu'en particulier, depuis 1818 inclusivement jusqu'en 1835, j'ai vu sur le plus grand nombre des sujets que j'ai vaccinés dans cette longue période de temps, et dont le chiffre s'élève à 596, les pustules vaccinales présenter un développement normal de la plus belle apparence, absolument comme je l'avais observé, n'étant encore qu'élève, de 1801 à 1805, et comme pendant dix ans j'avais souvent eu occasion de le faire en Italie, et surtout en Espagne, où la pratique de la vaccination est répandue d'une manière qui fait honte à la tiédeur de la France. Mes registres de vaccination, tenus avec la plus scrupuleuse exactitude et l'attention la plus soutenue, font sans cesse mention de la marche, du développement, de l'aspect parfaitement normal des pustules; et ce qui ôte toute incertitude sur l'exactitude de mes annotations favorables, c'est qu'il est également fait une mention spéciale des cas peu nombreux où les pustules se sont présentées tardives à paraître, peu volumineuses, entourées d'un érythème pâle et peu étendu, où elles se sont promptement desséchées, où la croute est tombée de bonne heure, au quatorzième jour, une fois même au onzième.

Or, je le demande à tous les hommes d'un esprit impartial, si des annotations aussi précises sont accueillies comme étant l'expression du véritable état des choses, quand il s'agit d'une vaccine, en quelque sorte languissante et même anormale, sur laquelle on veut s'appuyer pour bâtir un système d'affaiblissement de la vaccine en général; pourquoi ne me serait-il pas permis, avec MM. Husson, Rayer, Guersant, Biett, de m'appuyer franchement sur les cas favorables, incomparablement plus nombreux, pour établir, que dans l'immense majorité des exemples que nous avons recueillis, et qui constituent ce qu'on peut appeler l'état normal de la maladie, la vaccine se montrait en 1828, en 1835 même, aussi belle, aussi bien développée qu'elle l'avait fait vingt et trente ans auparavant? On a beaucoup parlé de l'intensité du travail inflammatoire qui accompagnait les pustules vaccinales dans les premiers temps de la transmisson du cowpox aux sujets de l'espèce humaine. Eh bien! sans avoir jamais observé d'accidents graves, de gangrène surtout, j'affirme qu'en 1829, 1830, 1833, j'ai vu se développer autour d'un grand nombre de pustules isolées les unes des autres, un travail érysipélato-phlegmoneux d'une telle intensité qu'il a fallu recourir aux cataplasmes émollients, aux bains locaux, pour le calmer; à tel point, que des médecins, membres des commissions de vaccine de l'Académie, qui en ont été témoins chez moi, en venant y chercher du virus vaccin, me disaient avec raison : si la vaccine s'accompagnait, dans tous les cas, d'un tel travail phlegmasique, ce ne serait pas une affection légère qu'on pourrait impunément faire développer dans toutes les constitutions des sujets!

Oui, dans les premiers temps de la transmission du cowpox de l'espèce bovine à l'homme, il semble, d'après ce que nous avons vu en 1836, que la phlegmasie pustuleuse qui en résulte présente quelques modifications de grandeur, de forme, d'intensité, qui peuvent frapper les regards inaccoutumés à de pareils phénomènes; mais bientôt les pustules vaccinales reprennent le caractère constant que depuis trente-cinq ans, nous leur avons tous reconnu en France; et de bonne foi, qui prétendrait qu'aujourd'hui, à la fin de septembre 1838, le virus vaccin renouvelé en mars 1836, donne, après cent vingt-cinq transmissions seulement, les pustules telles que nous les avons vues pendant les six premières semaines, d'une largeur si surprenante, d'un aspect si singulier? Depuis vingt-neuf mois, je me sers, comme tous les praticiens de Paris, du virus provenant de l'inoculation fameuse du 22 mars 1836, et j'affirme que les pustules que j'obtiens chaque semaine sont absolument semblables à celles que j'ai vues pour la dernière fois à la fin de 1835. Une sorte de fatalité serait-elle donc attachée à ma pratique? Serais-je moins heureux que d'autres observateurs, et une prompte dégénération du virus nouveau s'effectuerait-elle exceptionnellement entre mes mains, pour causer dans mon esprit une inévitable déception?

Cependant, pour ne laisser aucune objection sans réponse, il est une circonstance qui mérite de fixer un moment l'attention de l'Académie; je veux parler du nombre des pustules qui se développent à la suite de la vaccination. J'ai entendu dans la séance du 30 août, l'honorable M. Bouillaud, me prendre en quelque sorte à témoin d'une différence probable entre l'ancien et le nouveau virus, lorsqu'il a cité l'exemple d'un de ses enfants, qui, vacciné par moi le 9 septembre 1827, par six piqûres, n'a eu qu'une seule pustule, tandis qu'un autre que j'ai également vacciné, a eu en 1837, sept pustules sur huit piqûres.

Tout incontestable que soit ce fait, que prouve-t-il ? D'abord, M. Bouillaud ne doit pas avoir oublié qu'en 1828, au 1er novembre, avec du virus ancien, ayant soixante-trois transmissions de plus qu'en 1827, j'ai obtenu sur un autre de ses enfants huit pustules. Ensuite, sans faire observer que, d'après mon registre, la pustule unique de mademoiselle Bouillaud a été du plus beau développement, je demande ce que le nombre des pustules qui succèdent aux piqûres peut faire dans la question agitée. Quel praticien a manqué d'observer que, chez tel sujet, quatre, six, huit, dix, douze et même quatorze pustules se développent, autant qu'il a été fait de piqûres, tandis que chez tel autre, le même jour, avec du virus puisé dans la même pustule, il n'y en a que les deux tiers, la moitié, le quart, et quelquefois même pas une seule sur huit piqûres? Le relevé que je viens de faire pour diverses années, présente même des résultats très variés. Ainsi, dans cette même année 1827, les pustules ont été aux piqûres :: 15 : 25; tandis que dans cette fatale année de 1835, où le virus avait subi le plus grand nombre de transmissions, il a été :: 19 : 24. Mais ce qui tranche la question, c'est que le virus renouvelé donne également des résultats variables. En 1837, toujours sur huit piqûres, j'ai obtenu huit, sept, six, quatre, trois, et même une fois seulement deux pustules, et cela lorsque le virus n'était encore arrivé qu'à sa soixante-cinquième transmission ; tandis que, cette année, après trente transmissions de plus, j'ai constamment vu se développer six et huit pustules (1).

(1) Voici, à cet égard, la proportion dans laquelle les pustules seront développées sur 218 sujets, pour 6 piqûres, au moyen de l'ancien vaccin :

Sujets	75	28	37	29	25	20	14
Pustules	6	5	4	3	2	1	0

et sur 298 sujets, pour 8 piqûres, toujours avec l'ancien vaccin :

Sujets	59	46	52	34	34	25	16	15	16
Pustules	8	7	6	5	4	3	2	1	0

Puis sur 20 sujets vaccinés par un nombre exceptionnel de piqûres, un nombre égal de pustules, savoir :

Sujets	1	1	4	14
Pustules	14	13	10	9

Enfin sur 28 sujets pour 8 piqûres avec le vaccin renouvellé :

Sujets	18	3	3	2	1	1
Pustules	8	7	6	4	3	2

3° La manifestation de la varioloïde chez les sujets vaccinés depuis quelques années seulement donne-t-elle quelque fondement à l'hypothèse d'une altération graduelle du virus vaccin par suite de transmissions indéfinies ?

Oui, si la varioloïde était une maladie de récente apparition, et que les sujets de quelques années de naissance seulement, et par conséquent vaccinés depuis 8 ans, 6 ans au plus, en fussent seuls affectés; mais il n'en est point ainsi. Il y a déjà 21 ans qu'à Milhau, dans le département de l'Aveyron, on observa une épidémie de varioloïde qui affecta un grand nombre de vaccinés, même parmi les adultes ; il y a 25 ans qu'à Montpellier il en fut de même. Dès les premières années de la vaccine de semblables cas furent signalés. Or, à cette époque reculée, le virus n'avait que quelques années seulement d'existence, et comme il ne pouvait être question alors d'une altération qu'il aurait déjà éprouvée par suite de trop nombreuses transmissions, les premiers observateurs de ces épidémies, de ces cas sporadiques de varioloïde en concluaient seulement que la vaccine, contre l'opinion trop exclusive qui avait d'abord été émise, ne préservait pas absolument et dans tous les cas des atteintes de la variole. Je pense qu'effectivement c'est la seule conséquence logique qu'il convienne d'en déduire, puisque la varioloïde n'épargne pas les anciens vaccinés plus que les nouveaux, et qu'en définitive, attendu que le nombre des premiers, par l'effet naturel du cours de la vie va sans cesse en diminuant, tandis que celui des seconds s'accroît incessamment par suite des nouvelles naissances, et s'élève aujourd'hui à des millions, il est tout naturel de concevoir que les nouveaux vaccinés finiront par présenter incomparablement plus d'exemples de varioloïde que les anciens.

D'ailleurs que prouve en faveur de l'hypothèse d'une altération successive du virus vaccin, la manifestation de la varioloïde chez un grand nombre de vaccinés, quand il est d'observation que dans les diverses épidémies de varioloïde, d'anciens variolés eux-mêmes ont été affectés ? Je sais une femme âgée aujourd'hui de 40 ans qui, ayant été atteinte en 1810 d'une variole confluente dont elle est restée fortement marquée, a eu en 1813 une varioloïde discrète ; et en 1823 au milieu d'une épidémie de varioloïde, qui a sévi sur 24 élèves de l'École polytechnique, tous vaccinés 20 ans auparavant, j'ai vu un élève qui, fortement marqué de la variole qu'il avait éprouvée dans son enfance, a eu, comme ses camarades, une varioloïde. Est-ce d'aujourd'hui seulement qu'on entend parler de récidives de la variole naturelle? Or je demanderai si, quand la variole elle-même ne préserve pas certains sujets d'avoir ultérieurement la varioloïde, on est bien fondé à dire que l'apparition de cette même affection chez les sujets vaccinés, dépend chez ces derniers de l'altération du virus-vaccin, dont le temps qui s'est écoulé depuis l'inoculation ou le grand nombre des transmissions successives aura affaibli la propriété préservatrice.

3° Les résultats de la revaccination tant chez les anciens vaccinés que chez ceux des dernières années, peuvent-ils servir à éclairer la question de l'altération que le virus-vaccin aurait subie par suite des transmissions successives effectuées jusqu'en 1835, et les premiers vaccinés seraient-ils moins susceptibles d'éprouver une seconde vaccine, tandis que ceux chez lesquels le vaccin était arrivé à sa quinze ou seize centième transmission le seraient davantage? Ici encore l'observation impartiale des faits vient détruire toutes ces distinctions hypothétiques d'anciens et de nouveaux vaccinés.

S'agit-il en effet du temps qui s'est écoulé depuis l'époque de la vaccination? Voilà qu'en 1822 une femme ayant vacciné elle-même son enfant âgé de 9 mois, et une seule pustule d'ailleurs fort belle s'étant développée, cette femme y puise au huitième jour du virus pour pratiquer sur son enfant trois nouvelles piqûres. Une seule pustule se développe encore cette fois; mais elle parcourt, dit le médecin à qui je dois ce fait, ses périodes aussi régulièrement que celle qui était résultée de la première vaccination. Sans doute, au lieu de cette assertion un peu vague, il eût mieux valu donner une description des phénomènes qui ont caractérisé cette vaccine secondaire si précoce. Quoi qu'il en soit, on ne saurait penser que l'effet préservatif de la vaccine n'existât déjà plus chez l'enfant vacciné une première fois, huit jours auparavant; on serait plutôt autorisé à croire que cet effet n'était pas encore produit, la maladie n'ayant pas encore terminé son cours normal, et que la seconde vaccination est venue se confondre avec la première. Toujours est-il qu'il y a eu récidive du travail du vaccin.

D'un autre côté, la revaccination réussit chez des sujets vaccinés depuis 20 ans, depuis 30 ans même, comme chez des sujets vaccinés seulement depuis un petit nombre d'années. C'est ainsi qu'en

1834 j'ai revacciné dix individus de 19, de 20, de 29, de 30 ans même, tous vaccinés avec succès une première fois, dans les premiers mois de leur existence, et chez tous le travail caractéristique de la vaccine secondaire s'est manifesté, quoiqu'à des degrés différents sans doute, comme dans la même année j'ai revacciné des enfants qui avaient été vaccinés une première fois, 8 ans, 4 ans, 4 mois 1/2 même auparavant, et sur lesquels j'ai obtenu des résultats identiques.

Cela prouverait-il, pour ces derniers, que la vaccine, qui chez eux était à la 26e, à la 30e année même de ses transmissions successives, avait perdu de sa propriété préservatrice, tandis que le même virus, encore tout puissant par la plus grande proximité du commencement des inoculations chez les premiers sujets, se serait affaibli en ceux-ci par la marche du temps ? En verité, on dit souvent que rien n'est plus inflexible qu'un fait ; je serais, au contraire tenté de dire que rien n'est plus souple, plus élastique, s'il était vrai que le fait d'un travail spécial dans la revaccination pût se prêter si aisément aux explications opposées qu'on voudrait en déduire, à l'appui d'opinions systématiques contradictoires.

Je serais bien plutôt autorisé à demander, d'après l'identité des résultats dans les deux cas, si la réussite des revaccinations prouve tout ce qu'on est disposé aujourd'hui à en conclure, savoir que la propriétéde préservation produite par une première vaccination, avait cessé d'avoir lieu, surtout quand je vois que la circonstance d'une variole antécédemment éprouvée, à la vérité, par voie d'inoculation, n'a pas été un obstacle à ce que le travail particulier qui caractérise la seconde vaccine, se soit développémanifestement chez moi, une première fois en 1825 à l'aide de l'ancien vaccin, et une seconde fois dans l'automne de 1836, lorsque M. Bousquet m'inocula par trois piqûres du virus récemment renouvellé. J'ai éprouvé dans les deux cas une véritable vaccine secondaire, en tout semblable à celle que je vois se développer chez beaucoup d'enfants que je revaccine d'après le desir de leurs parents, et en vérité il serait trop peu logique d'établir que la préservation qu'avait opérée en moi quarante-cinq auparavant, la variole inoculée, était épuisée, et que voilà la raison pour laquelle j'ai vu la vaccine secondaire se développer en cette circonstance. Du reste, l'histoire de la vaccine nous apprend qu'en Angleterre, en Italie, en France, on a plusieurs fois réussi à produire sur des sujets précédemment atteints de la variole naturelle, de belles pustules vaccinales, qui ont pu servir ensuite à transmettre la vaccine normale. Mais il est un fait plus remarquable encore, c'est que la femme chez laquelle s'est developpée la pustule issue du cowpox en 1836, avait elle-même incontestablement éprouvé la variole naturelle dont elle portait les cicatrices indélébiles ; et certes la variole naturelle, plus infailliblement que celle qui résulte de l'inoculation, a toujours passé pour le préservatif le plus assuré contre une variole ultérieure. Dès lors, que prouve le succès le plus complet qu'on puisse obtenir d'une revaccination ?

Du reste, il faudrait bien qu'on s'entendît sur le résultat réel des revaccinations. Je commence par établir, par une large concession que, puisque l'inoculation secondaire est pratiquée au moyen du virus-vaccin puisé dans des pustules normales ; dès qu'un travail local se développe et qu'une pustule, tellement rudimentaire qu'elle puisse être, se manifeste, il n'y a pas à mettre en doute que le fluide qu'elle contient ne soit le virus-vaccin, et qu'on ne puisse s'en servir avec succès pour opérer des vaccinations subséquentes sur des sujets vierges, en un mot qu'il ne communique une véritable vaccine, tout comme l'a fait la pustule résultant du cowpox chez la femme de Passy. Mais je demande s'il ne se trouve pas dans le travail qui résulte de la revaccination des conditions phénoménales qui prouvent que la vaccine secondaire est toujours modifiée, comme la variole secondaire l'est elle-même.

Mes essais de revaccination ne datent pas d'aujourd'hui. Déjà en 1823, en commun avec feu Chantourelle et le docteur Ratier, qui y prêtaient leurs personnes, leurs enfants, leurs clients, je revaccinais souvent, soit des enfants qui n'avaient eu, quelques années auparavant, qu'une seule pustule, souvent peu développée, soit des adultes vaccinés une première fois, 15, 20 ans auparavant. J'ai répété mes essais en 1827, en 1830 ; j'en trouve sur mes registres 17, en 1834, sur de jeunes sujets qui portaient tous des cicatrices incontestables de vaccine normale. J'ai renouvellé ces essais en 1836, avec du virus nouveau. C'est sur cette masse de plus de cent faits, suivis avec exactitude dans tous leurs phénomènes, que je puis m'appuyer pour établir que, dans le plus grand nombre des cas, il ne se manifeste, à la suite de la revaccination, qu'un travail tellement abortif et éphémère, qu'il est impossible d'y rien voir qui ressemble à un travail secondaire de vaccine; que, dans presque tous les autres cas encore, le travail qui se développe, travail connu depuis long-temps et parfaitement décrit sous le nom impropre de fausse vaccine, diffère encore essentiellement, par la rapidité de son développement, dès le lendemain de l'inoculation, son aspect particulier, sa prompte dessication, de ce qu'est la vaccine normale primitive, même la plus éphémère; qu'enfin, dans quelques cas, toujours incomparablement moins nombreux, le travail phlegmasique grave, durable, qui se manifeste, offre encore à tout esprit non-prévenu, une différence incontestable avec celui qui résulte d'une première vaccination.

Dans tous les cas de revaccination sans exception, c'est dès le lendemain, quelquefois dès le soir même de l'inoculation itérative, que le travail se manifeste. Terminé le plus ordinairement au deuxième, au troisième, au quatrième jour, par la dessication prompte de la vésicule rudimentaire qui s'y était développée au sommet d'un petit tubercule dur, ce travail se prolonge quelquefois jusqu'au cinquième ou huitième jour. Je l'ai vu durer encore avec énergie au douzième jour chez ma fille aînée, qui a eu un vaste érythème, un véritable érysipèle presque phlegmoneux, les bras enflés, les ganglions axillaires engorgés, et douze pustules énormes, en quelque sorte semblables à des pustules varioliques, qui ne se sont converties en croûtes que le quatorzième jour. Mais, court ou rapide, le travail vaccinal secondaire ne laisse peut-être jamais de cicatrice caractéristique, comme le fait la vaccine normale primitive; quand il s'éteint, il est suivi d'une induration persistante, comme furonculeuse, du point correspondant du tissu cutané, que surmonte une tache brune très longue à disparaître. Après plus de quinze jours, je portais encore ces traces remarquables de la vaccine, que M. Bousquet avait fait développer sur mon bras gauche, chez moi, sujet anciennement inoculé de la variole. Certes, alors même que, puisant dans les pustules de cette vaccine secondaire le virus qu'elles contiennent, on parvient, comme on l'a fait dès les premiers temps, aussi bien que dans ces derniers jours, à donner à des sujets vierges une vaccine normale, il suffit cependant d'avoir vu se développer ce travail secondaire des revaccinations, de l'avoir suivi jour par jour, en le comparant chaque fois avec celui de la vaccine primitive, pour rester à toujours convaincu que la vaccine secondaire offre quelque chose de modifié incontestablement dans ses phénomènes cliniques, tout comme le fait la variole secondaire, ou varioloïde, comparée à la variole primitive. Aussi, j'approuve parfaitement ceux qui, par analogie, proposent de lui imposer le nom de vaccinoïde.

Quoi qu'il en soit, je crois pouvoir résumer mon travail en ces termes :

1° Il n'est pas prouvé que l'action primitive du virus vaccin aille graduellement en s'affaiblissant, d'après le temps qui s'est écoulé depuis l'époque de la vaccination ; puisqu'une seconde inoculation du virus ne donne lieu qu'à une vaccinoïde, chez les anciens vaccinés tout comme chez les nouveaux;

2° Il n'est pas prouvé que la propriété préservatrice du virus vaccin aille en s'affaiblissant par l'effet des transmissions successives, puisque la varioloïde n'a pas attendu jusqu'à ces derniers temps pour se manifester, soit sporadiquement, soit épidémiquement chez les sujets vaccinés, et qu'on l'observa dès l'origine, aussi bien qu'aujourd'hui, sauf le nombre plus considérable des cas, parce que celui des sujets vaccinés s'élève maintenant à des millions;

3° La comparaison attentive des conditions phénoménales de la vaccine depuis 1800 jusqu'en 1835, telles que nous les font connaître les descriptions, les dessins, les souvenirs des observateurs, ne prouve aucunement que quelque différence notable soit survenue à cet égard dans la généralité des cas;

4° Il n'est aucunement prouvé que le nombre des pustules qu'on obtient à la suite des piqûres ait été en diminuant dans ces dernières années, et qu'on puisse déduire de ce fait quelque modification survenue dans le virus. De tout temps, quelques piqûres sont restées sans résultat, et le vaccin nouveau n'est pas exempt lui-même d'insuccès;

5° La circonstance d'une variole naturelle précédemment éprouvée n'empêchant pas toujours la manifestation subséquente de la varioloïde, le développement de cette dernière affection chez les vaccinés ne peut faire conclure que l'effet préservatif d'une première vaccination ait cessé ou se soit affaibli, soit par la succession des années écoulées depuis lors, soit par les transmissions nombreuses du virus;

6° Les succès obtenus de la vaccination des sujets qui ont été précédemment affectés de variole, réduisent à bien peu de chose les conséquences qu'on serait tenté de déduire du succès de la revaccination;

7° La vaccine secondaire, toute susceptible qu'elle puisse être de fournir un virus reproducteur d'une vaccine normale, est néanmoins toujours modifiée dans ses conditions phénoménales; précisément parce que l'économie est sous l'influence persistante d'une première vaccine;

8° La variole des vaccinés, comme la variole secondaire des sujets précédemment variolés, est toujours aussi modifiée dans ses phénomènes et ses conditions cliniques; elle constitue, dans les deux cas, la varioloïde.

De tous ces faits rigoureusement constatés, il résulte que la pratique de la revaccination n'est aucunement indispensable, puisque, si la vaccine n'empêche pas constamment la variole d'être produite avec le caractère de varioloïde, la variole elle-même n'y apporte pas toujours un plus sûr obstacle, et que dès lors le seul moyen vraiment efficace d'empêcher les ravages de la variole est de propager par tous les moyens possibles la pratique de la vaccination.

11 septembre 1838.

PS. J'avais demandé la faveur d'une lecture dans la séance du 11 septembre, à cause de l'actualité de la question controversée; je n'ai pu l'obtenir; nous sommes à trois séances de là. Je prends le parti de livrer mon travail à l'impression, pour le faire arriver plus promptement sous les yeux de l'Académie.

Je l'imprime consciencieusement tel que je l'avais composé. Mais je dois déclarer ici que la discussion solennelle qui a occupé les séances du 18 et du 25, et que j'ai suivie avec toute l'attention possible, n'a aucunement changé ma conviction.

M. Guersant a parlé de quelque différence dans l'aspect des cicatrices, qu'il aurait observées depuis plusieurs années. Je dois dire ici que ce n'est pas dans ces derniers temps seulement que certaines cicatrices se sont montrées différentes de celles qu'on s'est habitué à considérer comme normales. Depuis dix ans, chaque été je fréquente à dessein les écoles de natation pour avoir occasion de voir sur des corps nuds, et en grand nombre à la fois, une quantité notable de cicatrices. Eh bien ! c'est un fait constant pour moi que les hommes de trente-six, trente, vingt-cinq ans, aussi bien que les jeunes sujets de douze, dix, huit ans même, présentent les plus grandes variétés dans l'aspect des cicatrices. On voit de ces dernières, chez tous les sujets, larges, gaufrées, ou, au contraire, planes, lisses, ou petites, presque réduites à un point blanchâtre, un peu saillant, rugueux ; et les jeunes sujets ne sont pas ceux qui portent les moins belles cicatrices. C'est là un fait observé en grand sur quelques milliers de sujets depuis dix ans, et cette année même. J'oppose hardiment ce fait au fait contraire allégué par notre honorable confrère, lequel ne peut être basé sur un aussi grand nombre d'observations.

Si l'on revaccine, parce que l'effet préservatif d'une première vaccine s'est affaibli, ou même anéanti, suppose-t-on ; le fera-t-on après dix ans, après cinq, trois, deux ans ? Qui pourra fixer le temps après lequel il faudra répéter la vaccination? Mais que les médecins, que l'Administration y fassent bien attention. On a déjà assez de peine à engager le public à se soumettre à la vaccination ; que sera-ce quand il faudra l'y déterminer tous les dix, les cinq, les deux ans ? Il dira bientôt : Qu'est-ce qu'un préservatif qui ne préserve que pour un temps indéterminé ? et il ne se fera pas même vacciner une première fois; et la variole redeviendra une maladie commune.

Dans l'état actuel de la science, il est impossible de démontrer que la variole se communique autrement que par un rapport direct ou indirect avec un sujet variolé. Tant qu'il y aura des varioleux, il y aura danger de variole secondaire pour les vaccinés, pour les variolés même. Qu'une loi des pouvoirs constitutionnels de l'État rende obligatoire pour tous la vaccination, et il n'y aura plus de variole possible.

25 septembre.

Imprimerie de MOQUET et COMPAGNIE,
RUE DE LA HARPE, 90.

www.ingramcontent.com/pod-product-compliance
Ingram Content Group UK Ltd.
Pitfield, Milton Keynes, MK11 3LW, UK
UKHW022213190726
13855UKWH00004B/1730

9 782013 554701